DE

# L'HOMÉOPATHIE

## Par M***

FÉVRIER.

LYON,

IMPRIMERIE D'ISIDORE DELEUZE,

RUE ST-DOMINIQUE, 13.

1841.

# L'HOMÉOPATHIE

*Par M****

---

FÉVRIER.

---

LYON,
IMPRIMERIE D'ISIDORE DELEUZE,
RUE ST-DOMINIQUE, 13.

1841.

DE

# L'HOMÉOPATHIE.

Toute vérité naturelle ou surnaturelle ne peut venir directement ou indirectement que de Dieu, *le Père des lumières*, *l'Auteur de tous dons*.

A sa découverte, elle doit s'attendre à être contredite par les passions humaines et les préjugés de la multitude; mais elle finit par triompher : un devoir de conscience pour tous est de la propager autant qu'on le peut, en vue de Dieu et de ses semblables; l'orgueil des philosophes païens (I) et la cupidité des prêtres des faux dieux, joints aux vieux préjugés du vulgaire, n'ont que trop

(1) Plusieurs d'entre les philosophes païens, au plus fort des persécutions, s'étant instruits à fond du christianisme, adressèrent aux empereurs et au sénat de savantes apologies, que nous avons encore, et furent martyrisés, comme ils devaient s'y attendre, saint Justin et autres.

1

longtemps , hélas ! retardé la connaissanee et le culte du vrai Dieu.

Ce n'est pas sans peine que je vais commencer par parler de moi. *Experto crede Roberto* (croyez-en ma propre expérience ), dit l'ancien proverbe.

Après cinq à six mois d'intolérables souffrances et de continuelles insomnies, condamné par cinq habiles médecins, deux de Savoie et trois de Lyon : les deux premiers, sous prétexte qu'à mon âge de 78 ans, le sang devait être trop appauvri pour qu'il y eût encore espoir de guérison ; les trois autres , pour lesquels je professe avec le public une haute estime, tenant beaucoup à l'un d'eux par une ancienne et tendre affection, tout en me comblant de leurs aimables témoignages d'intérêt, me laissèrent assez entrevoir que mes maux étaient au-dessus de leur art.

En désespoir de cause , quoique fort enclin à regarder l'homéopathie comme un vrai charlatanisme , je me hasardai à en faire l'essai.

A la première prise , je fus affranchi, 1° de l'insomnie , et dormis d'un seul trait neuf à dix heures. J'avais passé tant de nuits blanches !

Après huit jours je fus délivré , 2° de deux ulcères aux jambes et de leurs souffrances ; j'y avais donné lieu par deux vésicatoires trop caustiques , avec l'imprudence d'en trop prolonger l'application, tant j'avais à cœur de me délivrer des maux de tête journaliers depuis mes cours d'études, pendant nn long séjour à Paris , dont le climat m'avait fait aussi tomber les cheveux , a l'âge de dix-neuf à vingt ans ;

3° D'un dérangement habituel des fonctions animales depuis la même époque ;

4° D'une paralysie d'entrailles depuis quelques mois remontée à la tête, le visage décomposé et la bouche tordue ;

5° A la suite du traitement , une hernie depuis vingt-cinq ans a disparu : adieu tout bandage !

Avant le traitement , je fus honoré de la visite d'un personnage vénéré ; je pus à peine me soulever de mon fauteuil pour lui donner marque de mon grand respect. A une seconde visite , un mois après, il me dit m'avoir d'abord trouvé l'air d'un homme de 200 ans, sans doute avec mes grandes douleurs et la décomposition de mon visage ; mais que depuis je n'avais plus que 50 ans ( et j'en avais 79 ). L'expression un peu exagérée de ce compliment de félicitation marque au moins l'excès de son ébahissement.

Depuis je me suis fort bien porté , à part deux crises momentanées qui n'avaient aucun trait avec mes anciens maux : la première, d'une douloureuse rétention d'urine accompagnée d'une dure constipation. Trois globules en un couple d'heures m'en ont délivré. La deuxième, à l'occasion de la grippe, d'une dyssenterie de huit jours, jour et nuit, avec colique, quoique ne me sentant pas aller. Le neuvième jour, après quatre globules, je me suis trouvé aussi bien et aussi fort qu'auparavant.

Le propre de ce traitement est de ne laisser aucune queue : tout est fini ; point de eonvalescence à la maladie aiguë. Il n'en est pas tout-à-fait de même, si on la laisse vieillir sans l'attaquer.

Il ne me reste plns à présent que les infirmités de l'âge, comme affaiblissement extrême des jambes, qui ont tant et si longtemps souffert; grande faiblesse et presque perte de la vue ; mes yeux toujours malades par suite de la petite vérole, et toujours en remède jusqu'à quinze ans depuis l'âge d'un an ; de l'affaiblissement de l'ouïe et de la mémoire, etc....

Si, pour s'obstiner à nier l'efficacité du remède, on voulait faire honneur de la guérison à l'imagination du malade, on serait soi-même par trop imaginaire après des symptômes si sensibles, si visibles et si palpables, non-seulement en moi, mais en tant d'autres ; j'en connais un cependant en qui le traitement a été sans succès, sans doute par un obstacle étranger.

Je remarquerai , en passant , qu'on ne devrait plus nommer improprement *nouvelle médecine* l'art de guérir, toujours le même, mais seulement enrichi d'une merveilleuse découverte chimique , à laquelle Hippocrate , le patriarche de la médecine , n'aurait pu qu'applaudir.

Trouvée depuis plus de 40 ans, bien contredite d'abord, à présent presque universellement pratiquée dans le nord de l'Europe , dans une partie de l'Italie et à Paris par son noble inventeur , elle ne peut manquer de se répandre dans toute la France, comme elle a pénétré avec succès à Lyon et ailleurs , en dépit de la mauvaise plaisanterie d'une once de rhubarbe dans le lac de Genève pour purger toute la Suisse.

La plaisanterie n'est pas , pour les gens sensés, de recette en matière sérieuse : c'est une arme perfide et bien dangereuse chez un peuple léger, surtout auprès des âmes faibles , servilement, même passivement esclaves du respect humain ; ce qui , au fond , est le caractère de la multitude.

Les mauvaises plaisanteries d'un Voltaire et consorts ont rempli la France de renégats et , par suite, de vices, de crimes et de forfaits. Plût à Dieu que la pensée profondément méditée de la mort et de l'éternité pût leur dessiller les yeux et leur métamorphoser surtout le cœur ! car il y a encore bien loin , dans les esprits superficiels , de la simple pensée , aux sentiments qui font l'homme et le chrétien, et de la tête au cœur.

Si la preuve de l'expérience et des faits nombreux en faveur de l'homéopathie, quoique la seule concluante en pareille matière , ne suffisait pas aux raisonneurs et aux railleurs, essayons d'en ajouter une de raisonnement. Pour la comprendre , il faut croire en Dieu , avoir une petite mesure d'instruction , et surtout beaucoup , non de crédulité , mais de bonne foi.

La grande objection des adversaires, c'est qu'il est physiquement impossible qu'une petite dose de matière médicale opère autant et plus même qu'une grande, au poids , à la mesure ou à poignée.

Je réponds , 1° qu'il est plutôt physiquement impossible que la matière grande ou petite puisse opérer quoi que ce soit, pas plus qu'un corps mort sans l'âme qui est son agent , parce qu'elle est par elle-même essentiellement inerte.

Pour corrompre les âmes, le matérialiste commence par corrompre le langage : les bonnes âmes ne manqueront pas d'en être dupes, si une vertu d'opérer , qui n'appartient qu'à Dieu , est attribuée à la matière.

Dieu nous préserve de l'horrible scandale de

voir jamais s'accoupler ces deux mots *Dieu* et *matière*, comme on vit avant la première révolution se publier un livre intitulé *l'Homme-machine*. Il est du reste dans l'ordre du matérialisme (ordre de désordre) de présider aux révolutions et d'en faire des siècles d'argent, en attendant l'âge d'or.

J'observe, 2° qu'un litre de vin à l'alambic donne une petite goutte d'eau-de-vie, et une plus petite encore d'esprit-de-vin, laquelle a beaucoup plus de vertu et d'énergie que la bouteille de vin toute entière.

Observons, 3° que Dieu n'a pas dû avoir besoin de nos alambics pour imprimer, dans le moment de la création, plus de vertu à la matière élémentaire et à un simple atome, qu'à la matière composée et étendue.

La composition n'est-elle pas par elle-même un défaut et un signe de faiblesse et d'impuissance? Si Dieu avait fait de nos soldats autant d'Hercules, la France aurait-elle besoin d'une armée de trois à quatre cent mille hommes?

Mais pour que le matérialiste ne tire pas avantage de cette comparaison, qu'il ne s'imagine pas pouvoir mesurer la suprême puissance du Créateur aux délégués et temporaires pouvoirs administratifs et responsables de la créature.

Je conçois que le matérialiste qui ne voit en

tout que matière composée et étendue, ne jugeant de tout que par les sens et les impressions sensibles, n'étant guère plus homme ou animal raisonnable, mais seulement sensitif comme tous les autres, quoique avec une sensibilité plus exquise peut-être et plus délicate, qui ne serait tout au plus que simple instinct, inclination, goût, penchant..., ne puisse pas plus se faire une idée de la matière élémentaire ou simples atomes, ni des propriétés secrètes que Dieu aurait pu leur imprimer, qu'il ne s'en fait de Dieu lui-même et de la spiritualité de son âme, toute matérielle, hélas ! par ses goûts..., il serait bien inutile de raisonner avec lui ; mieux vaudrait alors se borner à le plaindre et à prier Dieu de lui rendre ce qui lui manque.

La physique enseigne que le son, la lumière et l'air sont une agrégation de globules dont l'air nous environne en tous sens pour nous soutenir en équilibre, la lumière nous venant du soleil, et le son nous arrivant d'une cloche par de longues files, dont le dernier des globules frappe nos yeux ou nos oreilles..

Je ne comprends pas plus qu'un autre ces mystérieuses explications de ces trois mystères ; mais ne serait-ce pas aux adversaires à commencer d'abord par s'accorder avec la physique , seule science , seule loi , d'après laquelle ils jurent comme le chrétien sur l'Evangile et le turc sur l'Alcoran , loi toute matérialiste pour cette vie et au-delà?

Mais que diraient-ils donc , s'ils savaient que telles sont la divisibilité et les propriétés de la matière non composée et non étendue , que la seule odeur des globules homéopathiques flairée produit le même effet réel que le globule avalé par la bouche ?

Ils répondront qu'ils n'y comprennent rien et bien d'autres sans doute , comme sur des mille et millions de mystères des merveilles de la nature.

Mais patience, encore un peu de temps, et dans le ciel nous les découvrirons tous en Dieu. En attendant , mettons un frein à notre orgueilleuse et un peu indiscrète curiosité , comme à toutes nos passions , qui , à force de nous éclairer par les lumières du siècle , nous offusquent et nous aveuglent.

Puisque ce n'est que par la pure raison , autrement le bon sens , que Dieu mène l'homme droit jusqu'à la vraie religion , étant également l'auteur de toutes deux, le franc matérialiste est doublement apostat de l'une et de l'autre , et doublement coupable de ce péché que l'Evangile

( qu'il ne croit guère ) nomme irrémissible. Comment se tirerait-il de ce double précipice , s'il ne commençait à prier Dieu, s'il y croyait encore, de lui rendre ce qu'il a perdu de raison ? Cependant qu'il ne désespère pas : Dieu est infini en tout, mais cependant sa miséricorde peut encore surpasser sa toute-puissance, comme en faveur du bon larron et autres vraiment contrits et humiliés.

Le demi-matérialiste , qui, sans adopter les principes du matérialiste, n'en suit pas moins en partie les conséquences ; ne jugeant en tout et de tout que d'après les apparences, ou son goût, ou impressions sensibles ( faut-il le dire ? même en religion ) dont il ne prend que l'écorce, la lettre qui tue et non l'esprit qui vivifie ; les pratiques extérieures plutôt que les vraies vertus qui le sanctifieraient et le sauveraient ; *speciem quidem pietatis habentes* ( dit St-Paul ) *virtutem autem ejus abnegantes* , se complaisant même , quelquefois , à prendre ses imaginations pour des inspirations , ou se glorifiant de trouver en soi la règle qu'on ne doit chercher qu'en Dieu ou la raison de Dieu ( l'Evangile ). Hélas ! que d'illusions dans ce monde pour peu qu'on soit infecté du matérialisme. D'où viennent-elles? de l'orgueil et de l'intérêt qui matérialisent tout par l'égoïsme. Ils sont ainsi réciproquement causes et effet.

Dieu pour briser les flots de la mer a mis un grain de sable là où les hommes auraient cru devoir amonceler des montagnes, et le grain de foi de l'Evangile, qui aurait la vertu de nous faire transporter des montagnes... et le grain de sénevé pour abriter tous les oiseaux du ciel.

De tous ces mystères il en est un que nous portons journellement en nous et avec nous : l'union de notre ame et de notre corps, deux substances non-seulement distinctes, mais essentiellement opposées l'une à l'autre, ainsi que l'action mutuelle de toutes deux. Aucune personne de bon sens n'en doute, et cependant personne ne le comprend.

Le chrétien seul le comprend, du moins autant que Dieu peut être compris, depuis que le grand Apôtre nous a appris que Dieu est *tout en tout*, et que c'est lui qui opère *tout en toute chose : Operatur omnia in omnibus*. La raison de l'Apôtre ayant été plus abondamment éclairée par la révélation, devait en savoir long !

Empruntons donc encore au même Apôtre ce magnifique passage qui va si bien à la question présente : *Infirma mundi elegit Deus, ut confundat fortia*. Dieu, au moral et au physique, choisit de préférence ce qu'il y a de plus faible en ce monde, douze pauvres pécheurs, pour éclairer et convertir l'univers et confondre les prétendus esprits-forts passés , présents et à venir ; prodige de sa toute-puissante bonté : *Et ea quœ non sunt , ut ea quœ sunt destrueret , ut non glorietur omnis caro in conspectu ejus* , pour que personne ne puisse se glorifier devant lui. Et ce qui ne paraît rien , pour renverser ce qu'il y a de plus élevé ; le tonnerre, par exemple , instrument destructeur , pour intimider et ramener au moins par la peur les pécheurs les plus endurcis et les plus encroutés ; la foudre , quoique matière composée, ne se touche pas , mais s'entend , pour réveiller par la peur les aveugles mondains; Dieu cependant ne l'a formée que de simples vapeurs des exhalaisons de la terre.

C'est ainsi que Dieu se plaît à faire *le plus par le moins* , pour nous faire sentir à nous , pauvres aveugles , et nous faire plus réfléchir qu'il est Dieu et que nous ne sommes que des hommes, d'entre lesquels les plus habiles, chacun dans son genre , ne sont tout au plus que les moins ignorants.

Avec un Dieu, tout s'explique ; sans Dieu, rien ne se comprend ; sans Dieu, nos plus savants philosophes ne seront jamais que les plus crasseux ignorants, restant toujours enfoncés dans la matière.

Avis à certaines ames , assez bonnes ames d'ailleurs, mais qui, sans s'en douter, s'approchent bien trop du sot et déplorable matérialisme, et qui n'ont pas honte de n'agir que par les mêmes principes.

Ce ne seront pas sans doute des comédiens de 15 ans , mais des girouettes de tous les temps , suivant le vent qui souffle , ne jugeant et n'agissant que par l'impression de l'imagination , *image* des choses matérielles , et d'après ce , surnommée *la folle de la maison* , sinon selon les sens, du moins , ce qui n'est guère plus raisonnable , d'après leur *sensibilité* ou *sensiblerie* , d'après l'impression momentanée et irréfléchie.... De là tant de légèreté , d'inconséquences et de variations.

Dieu seul , il est vrai , est immuable , et aussi, en proportion , ceux qui ne jugent et n'agissent que d'après la raison, la raison pure , souffle et émanation de la divinité. La sensibilité donc et l'imagination ne sont-elles pas à surveiller , à morigéner et à comprimer , comme toutes les autres passions ?

Ne serait-ce pas aussi pour nous le faire entendre que Dieu nous a dit par son Prophète : Si je ne me laisse jamais dominer par ce qui est en moi ou chez moi , je me garantirai facilement de bien des fautes , par conséquent de bien des regrets quand la réflexion survient : *Si mei non fuerint dominati, tunc immaculatus ero*, et je me préserverai d'un grand défaut : *Et emundabor à delicto maximo*.

Est-il cependant un poison plus dangereux que l'estime de la matière et l'amour de l'argent ? Ce n'a été que dans le champ de la religion qu'a crû et germé jusqu'à présent le généreux désintéressement.

Notre matérialisme, la pire de toutes les erreurs, le pire de tous les vices, n'est-il pas aussi le tombeau de la science et de la vérité , comme de toutes les vertus nobles et généreuses ? il ne nous a laissé d'esprit que pour la matière. Dans notre prétendu siècle de lumière et de progrès , il n'y a eu de progrès que dans les sciences matérielles , et surtout financières ; les autres ne sont-elles pas demeurées stationnaires, depuis longtemps routinières ou seulement conjecturales ?

A présent que ce pitoyable matérialisme nous a presque tous, plus ou moins, envahis , que sommes-nous devenus et que deviendrons-nous dans notre prétendu siècle de lumière et de progrès , à moins que nous ne nous mettions tous devant Dieu en permanence d'humilité, d'admiration, de reconnaissance et d'amour ?

Nos pères, avec peut-être un peu moins de ce qu'on nomme à présent *esprit* ( *esprit phosphorique* ), avaient autrement plus de sens et de raison : simples, vrais et droits, moins égoïstes, ils étaient par là même, bons et plus heureux. Mais aujourd'hui on veut en savoir autant que Dieu ; demain on voudra , par suite du progrès, en pouvoir autant que lui , peut-être touchonsnous enfin à l'âge d'or tant promis ! Cependant le véritable âge d'or devant être celui de toutes les vertus , paraît-il du moins que nous n'y sommes pas encore.

Revenons à l'homéopathie , qui m'a entraîné à la haute physique générale , et puis à la métaphysique, puis à la morale , pour remonter jusqu'à Dieu, et redescendre à mon point de départ.

Aurai-je donc , comme l'oiseau , voltigé de branche en branche ? Point du tout ; mais, ne perdant pas de vue le tronc qui produit et réunit toutes les branches , je me suis souvenu que la vérité est *une*, comme Dieu même, l'éternelle , immuable et substantielle vérité , source inépuisable de toutes les vérités partielles , naturelles, surnaturelles ou autres.

Je ne connais pas plus au fond l'homéopathie, et bien moins sans doute, que ceux qui l'exercent; mais ce que j'admire le plus en elle , c'est qu'elle ménage la bourse du pauvre , son temps et ses forces , qu'elle respecte le sang , vie de l'homme , en le faisant plus librement circuler sans en verser une goutte, pas plus que d'un vin dépouillé de la fermentation de la lie , et qu'elle évacue les humeurs mauvaises par des moyens plus simples , plus expéditifs et plus doux , le tout sans le moindre danger.

Je termine par le vœu , que Messieurs nos plus habiles et consciencieux médecins veuillent bien ( dans l'intérêt de la science et de l'humanité surtout ) ne pas dédaigner d'ajouter à leurs anciennes et nombreuses connaissances , l'étude facile et la pratique de cette nouvelle découverte , à l'instar de Messieurs leurs confrères de Genève et de l'Allemagne, qui , après de grandes divisions d'opinion , se réunissent annuellement , pour conférer et essayer par la même méthode , d'inventer de nouveaux remèdes en raison de la multiplicité des maladies, se correspondent journellement par leurs journaux homéopathiques.

Messieurs nos respectables médecins , par leur caractère même et leurs principes , à qui j'ose adresser mon vœu et tous mes vœux, sont trop au-dessus de la petite vanité et surtout du sot orgueil de la médiocrité. S'il en était cependant d'incapables de croire que Dieu est *tout en tout* et qu'il

opère *tout en toute chose* : *Omnia in omnibus
operatur, omnia in omnibus*, j'oserais leur dire :
Admirez du moins les effets; taisez-vous, surtout,
et adorez.

A présent, l'homme, la matière et l'argent
sont tout ; Dieu, l'âme, la vérité toute nue,
ne sont rien. Que toute puissance, toute science,
tout honneur et toute gloire soient au Dieu im-
mortel, au moins dans ce siècle comme dans les
siècles passés et à venir : *Soli Deo honor et gloria*.

FIN.

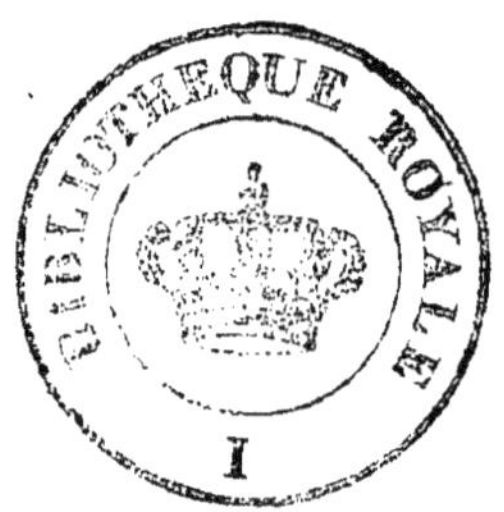